DANIEL MPIANA NKONGOLO

Tabagismo Em Mulheres Grávidas

DANIEL MPIANA NKONGOLO

Tabagismo Em Mulheres Grávidas

Estado Do Tabagismo Nas Clínicas Universitárias De Kinshasa E No Hospital Materno-infantil De Ngaba

ScienciaScripts

Imprint

Cover image: www.ingimage.com

This book is a translation from the original published under ISBN 978-620-6-73117-7.

Publisher:
Sciencia Scripts
is a trademark of
Dodo Books Indian Ocean Ltd. and OmniScriptum S.R.L publishing group

120 High Road, East Finchley, London, N2 9ED, United Kingdom
Str. Armeneasca 28/1, office 1, Chisinau MD-2012, Republic of Moldova, Europe
Managing Directors: Ieva Konstantinova, Victoria Ursu
info@omniscriptum.com

Printed at: see last page
ISBN: 978-620-8-62541-2

ÍNDICE DE CONTEÚDOS

EPIGRÁFICO

Por vezes, é mais fácil falar do que fazer e, por muito motivado que esteja, é difícil apagar a beata apenas uma vez.

FIGARO

DEDICAÇÃO

Ao meu querido pai Florent MPIANA de feliz memória, por todos os seus sacrifícios, amor, ternura, rigor, apoio e orações.

À minha querida mãe, Yvette Claire TSHILANDA, por tudo o que foste e és para mim; deste tudo o que podias pela minha excelência.

À minha irmã Merveille MPIANA, de feliz memória, que demonstrou o seu verdadeiro amor por mim, o seu apoio, atenção e muitos conselhos e observações que me moldaram, guardo a tua preciosa imagem, porque és uma fonte perpétua de motivação.

AGRADECIMENTOS

Gostaríamos de expressar a nossa gratidão aos membros do Comité de Direção e às autoridades do decano da Faculdade de Medicina em geral, bem como ao pessoal docente, por terem assegurado a nossa formação contínua ao longo do nosso percurso académico na UNIVESRITE DE KINSHASA, a nossa alma mater.

Gostaríamos de exprimir a nossa gratidão ao nosso promotor, o Professor Dr. Damien MBANZULU PITA, pelos sacrifícios que fez e pelo apoio que deu para a preparação deste trabalho, apesar dos seus muitos compromissos.

Gostaríamos de agradecer ao Professor Dr. Dieudonné MUMBA NGOY, um professor e modelo que nos inspira enormemente. Os seus comentários moldaram-nos, caro mentor.

Ao Dr. Philippe MASIDI, pelo seu sentido de reflexão, conselhos e motivação durante o tempo que passámos consigo e pela elaboração deste documento.

Gostaríamos de agradecer aos nossos irmãos e irmãs Brave MPIANA, Gédéon MPIANA GEM, Becky MPIANA, Sharon MPIANA, Blaise AMANAKO e à minha querida sobrinha Sabdoria Salomé AMANA pelo vosso amor, apoio e consideração, que nos motivaram e continuam a motivar.

Ao Pastor Richard DIYOKA, a sua humildade, inteligência e sabedoria inspiram-nos a uma vida consagrada.

Ao Pastor Paul MPOYI, a sua humildade é um trunfo inegável

Ao papá Ambroise TSHIYOYO e à mamã Nicole SULU, pela sua infinita consideração, confiança e apoio ao longo de todo este tempo.

Aos nossos queridos irmãos e irmãs no Senhor Arnold BAYEMBI, Marie KABEDI, Shaloom BOTELE, Roger DISANKA, Eternité BOTELE, Clément MAFUTA e à família Germain KALALA pelos vossos conselhos, orações e apoio.

À família Jean MATSHUMBA por tudo o que significam para nós

À nossa tia Léonie BABASENGI receba hoje a nossa gratidão

À família alargada do Institut National de Recherche Biomédicale (INRB): Dr Nono KUISPOND, Dr Trésor KABEYA, Professeur Papy MANDOKO,Charly KISANGALA,Princesse PAKU,MamanLéontine NKUNKU MBOMA, Dr Nadine MITSEY, Richy BISENGO, Verlaine Moma, Thérèse PEMBE, Gédéon BONGO, Pierrot MULUMBA, Prof Edith NKWEMBE, Dr Lisa LEBO, Andréa MAYUMA, Sandra OISA, Régine KIPOY, Laurette IBANDA, Chimène M, Parfait SHABANI, Alex rex, Ornella MBAYI filho excelência, Dido mus, Dr Gilon ILOMBE, Armel TAMFUTU, Mado TSHIYAMBA, Fidélité KALENGAY, Gladis KIKOKO, Marthe SAPATA, Rose BAYEBA, Gloria MISINGI, Lebon MATENDO, por todos os momentos passados juntos.

Para a família MUTOMBE: Jacquie BOFONDA, Rachel e SALIMA, Michael e Wivine MUTOMBE, Esther MUTOMBE, Matheré EDJOMA, Sam MUTOMBE ;

À Becky MUTOMBE pela sua consideração e amor por nós;

Aos nossos anciãos Dr. Jephté Bambi NZITA, Dra. Agathe NKOY, Dr. David NZOLANZO le sanctifié, Dr. Guy LUMANDE, Dr. Michel LOKANGA, Dra. Rosalie KATOKALE, Dr. Josué LUMBU, Dr. Marc TSHILANDA, Dr. Cheffe LIMANGA, Dr. Esaïe MUANDA, Dr. Bruno BAMPENDE, Dr. Gédéon MPURAMANA, ensinaram-nos o que era necessário para a nossa formação médica durante o nosso estágio nas Clínicas Universitárias de Kinshasa.

Adorei a KUYANGISA, uma amiga e irmã, os vossos conhecimentos são uma bênção

Aos nossos amigos académicos que se tornaram uma segunda família, Redy NGALA, Mervedi NTALAKWA, Grace YAMBA, Constance YUMBA, Nathan NSWEYA, Eli TSHISHIMBI, Helene NOUNE, Christian NDONDA, Képhas

ZIATA, Daniel YALE, Jeanne NGONGO, Aimé KUYANGISA Josué NGOMA, Oscar NKULU, Cyril NGIMBI, Parfaite NGITUKA, Fadelish NKETANI, Sarah NGOIE, Priscille NGANGA, Gloria NGOMA, Gradie NGOTOTA, Franck NOGNE, Marie NECHE, Pauline NSAKALA, Stéphane IKPA, Gédéon MANA, Enock MAKUBUKULU, Ezéchiel TADI, Rachel TENGE, Enock LUBAMBA, Félicité SEFU, Laurette MBOMBO, Laetitia NSASA, Eli KAHANGA, pelo tempo passado em conjunto.

Para dan PULA para a apresentação deste documento

Por último, gostaríamos de agradecer a todos aqueles que, de perto ou de longe, contribuíram para a realização deste trabalho e para o êxito do nosso curso de formação.

LISTA

RESUMO

Contexto: *O tabagismo é a intoxicação fisiológica e psicológica, aguda ou crónica, provocada pelo abuso do tabaco. Por extensão, o termo também se refere ao consumo de tabaco em geral. Um dos principais problemas específicos do tabagismo ativo ou passivo das mulheres é o seu impacto na sua vida reprodutiva. Prolonga o tempo necessário para conceber, reduz as hipóteses de sucesso de todas as técnicas de procriação medicamente assistida, aumenta o risco de gravidez ectópica, aborto espontâneo, baixo peso à nascença, síndrome da morte súbita do lactente, doenças infecciosas respiratórias e do ouvido, nariz e garganta e tem um efeito nocivo no desenvolvimento global da criança.*

Objetivo: *O objetivo deste estudo foi fazer um balanço do consumo de tabaco entre as mulheres grávidas que recebem cuidados pré-natais no CUK e no CHME.*

Métodos e resultados: *Este estudo transversal e analítico sobre o tabagismo identificou 536 mulheres grávidas de duas unidades de saúde (FOSA) no distrito sanitário de Mont Amba, na cidade de Kinshasa, na RDC. Os resultados revelaram uma taxa de tabagismo de 74,4%; 197 mulheres grávidas tiveram pelo menos um aborto anterior, 71% dos quais foram espontâneos. A maioria das mulheres grávidas tinha tido menos de três cesarianas e 40% tinham tido dois episódios de pré-eclâmpsia. A história de EP, placenta prévia, parto prematuro e PMR foi encontrada em 6, 7, 4 e 8 grávidas, respetivamente. O tipo de tabaco mais utilizado foi o pó; os factores associados ao tabagismo foram a solteirice, o ensino secundário e a falta de conhecimento dos riscos associados ao tabagismo. O fator de proteção contra o tabagismo foi o não consumo de álcool.*

Conclusão e aplicação dos resultados: *O tabagismo entre as mulheres grávidas continua a ser elevado no nosso meio e, por conseguinte, constitui uma ameaça grave para as pessoas que as rodeiam, para a própria mulher grávida e para o produto da conceção. Não é apenas o governo congolês que deve assumir a responsabilidade, mas todos, de lutar contra este flagelo que ameaça a nossa comunidade.*

Palavras-chave: *Fêmeas em gestação, tabaco, consumo, CUK e CHME/Ngaba.*

INTRODUÇÃO

0.1. Antecedentes e justificação

O tabagismo é a intoxicação fisiológica e psicológica aguda ou crónica causada pelo abuso do tabaco (1). Por extensão, este termo também se refere ao consumo de tabaco (2,3). É por vezes designado por "tabagismo ativo", por oposição ao tabagismo passivo, que se refere à inalação involuntária do fumo do tabaco contido no ar circundante ou à inalação de depósitos secundários no ar (tabagismo residual) (4).

O tabagismo é uma das ameaças mais graves de sempre para a saúde pública mundial. Todos os anos, mata mais de 8 milhões de pessoas em todo o mundo, incluindo 1,2 milhões de não fumadores involuntariamente expostos ao fumo (5).

O tabagismo foi descrito como "a mais importante causa de morte evitável na nossa sociedade e o maior problema de saúde pública do nosso tempo" (6).

Um dos problemas principais e específicos do tabagismo ativo ou passivo das mulheres é o seu impacto na sua vida reprodutiva, reduzindo as hipóteses de sucesso de todas as técnicas de reprodução medicamente assistida (PMA), aumentando o risco de gravidez ectópica (PE), abortos espontâneos, baixo peso à nascença, síndrome da morte súbita do lactente (SMSL), patologias infecciosas respiratórias e otorrinolaringológicas nas crianças e tendo um efeito prejudicial no seu desenvolvimento geral (7).

O tabagismo durante a gravidez é a forma mais grave e mais frequente de violência infligida ao feto (8). A gravidez de uma mulher que consome uma ou mais substâncias psicoactivas (qualquer que seja a substância em causa) é uma gravidez de alto risco. As consequências do consumo de substâncias psicoactivas podem ser obstétricas e/ou neonatais (9).

Nos EUA, cerca de 12% das mulheres grávidas fumam durante a gravidez (10), e estas taxas são ainda mais elevadas entre as mulheres mais jovens e as mulheres com um estatuto socioeconómico mais baixo, cujos filhos podem ser mais vulneráveis do que outros a problemas de desenvolvimento (10,11).

Em França, 22% das mulheres grávidas fumam durante a gravidez, o que constitui um recorde europeu (12). Em África, a taxa global é baixa para os padrões internacionais, com uma taxa de prevalência de 8,4% no continente. No entanto, a região é uma das duas únicas no mundo onde a OMS prevê um aumento do número absoluto de fumadores, devido ao crescimento da população (13). O tabagismo é um hábito predominantemente masculino e existem diferenças substanciais entre as taxas de tabagismo de homens e mulheres (14).

Na República Democrática do Congo (RDC), os homens consomem mais tabaco do que as mulheres. A prevalência global do consumo de tabaco foi de 26,5% entre os homens e de 4,1% entre as mulheres em 2014 (15).

Tanto quanto sabemos, até à data não foi efectuado qualquer estudo sobre o tabagismo entre as mulheres congolesas grávidas, razão pela qual decidimos realizar este estudo. Ele servirá de prelúdio para outros estudos sobre o assunto.

0.2. Objectivos

0.2.1. Objetivo geral

O objetivo geral deste estudo é fornecer uma visão geral da situação das grávidas fumadoras que frequentam as clínicas pré-natais.

0.2.2. Objectivos específicos

Os nossos objectivos específicos são

- Determinar a frequência do consumo de tabaco entre as mulheres grávidas

- Identificar a situação sócio-demográfica das mulheres fumadoras

- Determinar os factores associados a este consumo na nossa população de estudo

CAPÍTULO I

GERAL

1.1. História do tabaco

O tabaco, simples produto selvagem de uma pequena região da América, permaneceu desconhecido do mundo antigo até 1520, data em que os espanhóis roubaram pela primeira vez a planta aos habitantes de Tabasco, na província de Yucatan, no mar do México, no mesmo país onde tinham encontrado pela primeira vez o ouro da terra firme (16).

O nome tabaco que lhe deram provém tanto do local onde o descobriram como de tabacos, certas canas usadas pelos nativos para o fumar. O doutor François Hernandez de Toledo foi o primeiro a enviá-lo para Espanha e Portugal; alguns anos mais tarde, perpetuou o nome na História Civil e Natural da América, que escreveu a mando de Filipe II. Há quem afirme que os espanhóis, sob a direção de Colombo, já tinham encontrado o uso estabelecido em 1494 nas grandes ilhas onde se detiveram no início dos seus descobrimentos. Os companheiros de Magalhães já o utilizavam em 1521. Do reino de Portugal, o tabaco passou para França, onde foi trazido por Jean Nicot, filho de um notário de Nismes (16).

Ao longo dos tempos, o tabaco foi conhecido pelos seguintes nomes: erva-dos-embaixadores, erva-do-grão-prior, erva-da-rainha (catherinary e medicinal), genciana, erva-de-santa-cruz, putun, erva-santa (16).

O tabaco era utilizado para: tratar feridas, no sacerdócio para proferir oráculos, cerimónias religiosas (Índia), incenso para se tornar agradável aos deuses (Virgínia) (16).

O tabaco foi importado pela primeira vez para a África Oriental pelos portugueses em 1560, antes de ser introduzido em todo o continente pelos espanhóis em 1600 (17).

1.2. O tabaco do ponto de vista químico

O tabaco, cujo nome científico é Nicotiana tabacum, é uma planta resistente da família das Solanáceas, que cresce de 50 cm a 1,80 metros ou mais, consoante a variedade. Esta planta dicotiledónea anual tem folhas grandes, com cerca de 30 a 80 cm de comprimento e 10 a 40 cm de largura. A flor é tubular e colorida na ponta. Na natureza, existem cerca de sessenta espécies de tabaco, com teores de nicotina que variam de 1 a 10%. A mais cultivada (90%) é a Nicotiana tabacum (18).

1.3. Tipos de tabaco

Os produtos do tabaco incluem produtos fumados e não fumados.

1.3.1. Produtos fumados

1.3.1.1. Tabaco de enrolar

Tabaco de enrolar convencional: teor de nicotina, benzeno e benzopireno mais elevado do que o dos cigarros convencionais

Tabaco de enrolar expandido: Trata-se de tabaco que foi previamente impregnado com um líquido altamente vaporizável antes de ser colocado num invólucro cheio de gás inerte (CO2 ou azoto líquido) e depois brutalmente aquecido.

1.3.1.2. Sem corte

O Blunt é feito de folhas de tabaco de enrolar feitas de tabaco cru ou aromatizado recomposto, com uma forte semelhança com um charuto.

1.3.1.3. Charutos e Cigarrilhas

O fumo do charuto contém: mais nicotina, monóxido de carbono, hidrocarbonetos aromáticos policíclicos e benzeno do que o fumo do cigarro: 4 charutos equivalem a 10 cigarros convencionais (19); Uma cigarrilha é um tipo de charuto de tamanho pequeno e, por vezes, as folhas de tabaco que contém são cortadas em pequenos pedaços.

1.3.1.4. Tubo

Um cachimbo equivale a 5 cigarros, segundo o Observatoire français des drogues et toxicomanies (OFDT) (20).

1.3.1.5. Hookah (chicha, shisha, cachimbo de água)

O narguilé, outrora utilizado no Norte de África e no Sudeste Asiático, está a ganhar popularidade nos países ocidentais, sobretudo entre os jovens. Um narguilé é composto por um recipiente de vidro meio cheio de água, uma manga de barro para o tabaco, um cachimbo com uma válvula e um bico. O tabaco aromatizado (frutos, essências diversas) é coberto por uma folha de alumínio perfurada com orifícios, sobre a qual é colocado um carvão incandescente. O fumo produzido pela combustão do tabaco no carvão passa através do frasco cheio de água, que o arrefece. O cachimbo de água é fumado por várias pessoas durante um período de 45 minutos a 1 hora, o que equivale a fumar vários cigarros. Embora muitas pessoas pensem que o narguilé é menos nocivo do que o cigarro, na realidade é mais tóxico: a água não "filtra" o fumo. Os níveis de alcatrão e de hidrocarbonetos aromáticos no fluxo primário são pelo menos idênticos aos dos cigarros e os níveis de CO e de metais pesados são mais elevados no fumo do narguilé, provavelmente devido ao carvão vegetal. A água arrefece o fumo, levando a uma inalação mais profunda de um volume superior a um litro, enquanto um cigarro inteiro liberta menos de um litro de fumo em 15 baforadas. Foram descritos vários casos de envenenamento agudo por CO devido ao consumo de cachimbo de água. O consumo de cachimbo de água provoca as mesmas doenças que o cigarro (respiratórias, cardiovasculares e cancerígenas). Pode causar dependência. A utilização de uma única boquilha pode ser uma fonte de transmissão de doenças infecciosas: herpes, hepatite, tuberculose, infecções fúngicas, etc.

1.3.1.6. Tabaco aquecido :

Em muitos casos, produziam mais monóxido de carbono (CO) do que o tabaco convencional.

1.3.1.7. Produtos híbridos

Uma única cápsula contém dois componentes: um compartimento de e-líquido e um compartimento de tabaco.

1.3.1.8. Bidis

Estes cigarros são muito comuns na Ásia e no Médio Oriente e têm a particularidade de serem aromatizados com fruta ou chocolate.

1.3.1.9. Kretek

Estes cigarros são fabricados na Indonésia e aromatizados com cravinho.

1.3.1.10. Cigarro eletrónico

O seu vapor contém propilenoglicol, um solvente irritante cujos efeitos a longo prazo são mal conhecidos. No entanto, um estudo toxicológico sobre os cigarros electrónicos publicado na Nova Zelândia em 2008 (produtos Ruyan) não revelou quaisquer efeitos a curto prazo para a saúde, com exceção da irritação da faringe.

1.3.2. Tabaco não fumado

1.3.1.11. Rapé ou tomar

O rapé é feito de folhas de tabaco secas e finamente picadas e apresenta-se sob a forma de tabaco moído para inalação nasal. A nicotina contida no rapé é absorvida através das membranas mucosas do nariz e pode causar dependência. A taxa de absorção é rápida, comparável à do fumo do cigarro, e aumenta quando o pH do tabaco é alcalino. Para além da nicotina, o rapé contém substâncias cancerígenas, como as nitrosaminas.

1.3.1.12. Tabaco para mascar

O tabaco de boca é tão antigo como a descoberta do produto no Velho Continente.

1.3.1.13. Chique

O produto é uma substância firme resultante do esfarelamento e da aglomeração de folhas de tabaco sob diversas formas.

1.3.1.14. Tabaco vaginal

A substância, descrita como um "milagre" porque permite "mandar o teu homem para o 7º céu", é feita a partir de folhas secas de tabaco e das raízes de uma árvore chamada
"tangora" ou outras plantas como o "kankouran mano" ou o "koundinding". Temos também **tabaco sem fumo solúvel, pasta de dentes e água de tabaco.**

1.4. Composição do fumo do cigarro

O fumo do cigarro é um aerossol que mistura gases e partículas. Contém cerca de 4 000 substâncias diferentes, 40 das quais são cancerígenas (21). Os quatro principais componentes são **a nicotina**, **o monóxido de carbono**, **os compostos irritantes e os alcatrões** (22). Quando os cigarros são acesos, a combustão leva à formação de numerosos compostos tóxicos, como o alcatrão, vários gases tóxicos (monóxido de carbono, óxido de azoto, ácido cianídrico, amoníaco), metais pesados (cádmio, chumbo, crómio, mercúrio) e substâncias irritantes (23).

1.4.1. Nicotina

É o componente mais conhecido dos cigarros. Está implicado na dependência do tabaco, que surge após as primeiras semanas de exposição e com baixos níveis de consumo. No entanto, pensa-se que resulta da interação entre várias substâncias. Os inibidores da monoamina oxidase (IMAO), por exemplo, parecem desempenhar um papel importante no potencial de dependência da nicotina (24). A nicotina atinge o cérebro em 9 a 19 segundos (mais rapidamente do que após uma injeção intravenosa) e atinge um pico após 20 a 30 minutos. A sua semi-vida de eliminação é de cerca de duas horas (20). Liga-se aos receptores colinérgicos nicotínicos e estimula os sistemas de recompensa, modulando a libertação de numerosos neurotransmissores.

1.4.2. Monóxido de carbono (CO)

É um gás formado pela combustão dos cigarros. A sua toxicidade deve-se à sua elevada afinidade com a molécula de hemoglobina. Uma vez ligado à hemoglobina, o CO tem uma afinidade mais forte do que o oxigénio pelo ferro da hemoglobina, causando hipoxia devido a uma falta de transporte de oxigénio. O organismo reage então com taquicardia e aumento da pressão arterial, o que leva a um aumento do risco cardíaco.

1.4.3. Alcatrão

São os compostos principalmente implicados no desenvolvimento dos cancros ligados ao consumo de tabaco. Este termo genérico engloba um grande número de moléculas diferentes: hidrocarbonetos como o benzeno e o benzopireno, que é cancerígeno devido às suas propriedades de agente intercalante do ácido desoxirribonucleico (ADN).

1.4.4. Exposição crónica

Os metais pesados, como o chumbo ou o cádmio, podem :

- Causa problemas nos ossos do esqueleto, substituindo o cálcio nos cristais ósseos;

- Conduzem ao cancro do pulmão;

- Provocam lesões renais, cuja toxicidade é causada por uma exposição crónica e cujas síndromes são bem conhecidas. Estes metais pesados estão presentes em grandes variedades, formando um "cocktail" tóxico que se acumula ao longo do tempo.

1.4.5. Substâncias irritantes

As nitrosaminas são altamente cancerígenas. A inalação de acroleína provoca uma sensação de ardor, tosse, dores de garganta, náuseas... Estas substâncias favorecem a produção de muco espesso (21). O fumo do tabaco contém igualmente fenóis, ácido cianídrico e outros aldeídos que podem ser classificados como irritantes.

1.4.6. Aditivos

Os aromatizantes são utilizados por várias razões, nomeadamente para dar ao cigarro um sabor específico, a fim de fidelizar a marca. A aromatização dos cigarros também ajuda a disfarçar o amargor ou os odores desagradáveis, a adoçar o fumo e a reduzir a irritação das vias respiratórias. Os aditivos também ajudam a controlar a forma como o cigarro arde e a manter uma humidade constante para evitar que o tabaco fique seco. Podem também ser utilizados para branquear o fumo e as cinzas, a fim de melhorar o aspeto geral do cigarro e tornar a sua imagem mais atraente. A falta de um conhecimento real do que os aditivos produzem durante a combustão ou da sua toxicidade intrínseca e colectiva coloca um problema (22). Por exemplo, o acetaldeído, uma substância produzida pela decomposição do etanol no organismo, é utilizado como agente aromatizante e é produzido pela combustão de muitas moléculas, como o sorbitol e o glicerol. É um dos principais componentes do fumo do cigarro. O problema do acetaldeído é a sua elevada reatividade. É classificado como possível carcinogéneo humano pela Agência Internacional de Investigação do Cancro (IARC) e é também irritante para as vias respiratórias. Aparentemente, esta substância aumenta a dependência do cigarro e potencia a dependência da nicotina. Pensa-se que um dos seus produtos de degradação, a harmana, tem um efeito antidepressivo, inibindo a monoamina oxidase, que está indiretamente envolvida na dependência do cigarro.

1.5. Metabolismo

O fumo do tabaco actua direta ou indiretamente em quase todos os órgãos do corpo. Os produtos tóxicos depositam-se nas mucosas da boca, da laringe, dos pulmões e do esófago, e os componentes gasosos e as micropartículas transportadas pelo sangue exercem os seus efeitos nocivos nas artérias e em vários órgãos (25,26).

1.5.1. Tabagismo ativo

São formadas três correntes de fumo:

- **Primário**, que representa o fumo libertado assim que o fumador "puxa" o cigarro;
- **Secundário**, que é o fumo que sai da extremidade do cigarro;
- **Terciária**, que equivale à proporção do fumo inalado pelo fumador que é libertado durante a expiração seguinte.

A composição do fumo varia mais em função do método de fumar do que da marca e do tipo de cigarro. O fumo passivo contém uma concentração particularmente elevada de produtos tóxicos (25). Estas partículas tóxicas penetram em seguida em diferentes partes do corpo, consoante o seu diâmetro. As maiores permanecem nas vias respiratórias superiores, onde, em contacto direto com as mucosas, podem provocar irritações, aumentando a incidência de doenças dos ouvidos, do nariz e da garganta (ORL), e prejudicar o sistema de depuração (muco mais espesso, inibição dos movimentos ciliares). Assim, permanecem mais tempo em contacto com o organismo, o que aumenta os seus efeitos nocivos a longo prazo. As partículas mais finas chegam às vias respiratórias inferiores, os alvéolos, onde entram no sangue, que as transporta através das artérias para todos os órgãos do corpo. Devido à sua penetração nos diferentes locais do organismo, as complicações do tabagismo ativo são numerosas. O tabaco continua a ser o fator de risco mais importante do cancro do pulmão.

1.5.2. Tabagismo passivo

O tabagismo passivo é definido como a inalação involuntária do fumo do tabaco libertado para a atmosfera por um ou mais fumadores (24). Os não fumadores inalam a corrente secundária e uma pequena parte da corrente terciária. Para além de causar desconforto, o tabagismo passivo agrava as doenças existentes e pode criar novas doenças. A Organização Mundial de Saúde (OMS) estima que o tabagismo passivo causa 603 000 mortes por ano em todo o mundo, ou seja,

1% da mortalidade global. As complicações afectam as pessoas que rodeiam o fumador, especialmente as crianças pequenas.

A nicotina entra na corrente sanguínea através da utilização e manuseamento de produtos do tabaco e da exposição ao fumo passivo. Quando a nicotina chega ao fígado, aos rins e aos pulmões, é metabolizada numa série de produtos de degradação principais conhecidos como cotinina, N-glucuronido de cotinina, N-glucuronido de nicotina, trans-3'-hidroxicotinina e trans-3-hidroxicotinina-O-glucuronido (27). Juntamente com a própria nicotina, estes produtos de degradação (metabolitos) são biomarcadores da exposição ao específicos tabaco, cuja concentração na urina ou no sangue pode ser medida. Estes dados podem então ser utilizados para determinar o nível de exposição de uma pessoa aos produtos do tabaco ou ao fumo do tabaco. (28)

A cotinina é um dos biomarcadores mais eficazes da exposição aos produtos do tabaco e ao fumo do tabaco. (29) Pode ser facilmente medida na urina ou no sangue (30,31) e pode ser detectada no organismo até quatro dias após a exposição à nicotina (32,33). A cotinina é específica da nicotina e fornece uma medida fiável da exposição aos produtos do tabaco e ao fumo do tabaco. O ensaio da cotinina foi recentemente utilizado com êxito para validar os hábitos tabágicos declarados pelos próprios. (34)

O consumo de tabaco pode ter um impacto importante no efeito de certos medicamentos. Os hidrocarbonetos aromáticos policíclicos produzidos durante a combustão do tabaco e do papel de cigarro induzem a atividade de várias proteínas, incluindo uma isoforma da família do citocromo P450, o citocromo P450 1A2 (CYP1A2). Esta indução pode reduzir os níveis plasmáticos dos fármacos metabolizados por esta isoforma e, consequentemente, a sua eficácia.4 Por outro lado, quando se deixa de fumar, a concentração plasmática destes fármacos pode, por vezes, atingir níveis tóxicos, obrigando a uma redução da dose administrada.4 Assim, esta revisão propõe-se abordar os vários aspectos genéticos do tabagismo e da cessação tabágica, bem como recomendações para a gestão dos doentes que tomam determinados fármacos quando deixam de fumar.

1.6. O efeito do tabaco no corpo da mulher

Para além das consequências bem conhecidas do tabagismo para os seres humanos, notamos em particular para as mulheres:

1.6.1. Fertilidade feminina

O tabagismo ativo está associado de forma estatisticamente significativa a um atraso na conceção, independentemente dos factores de infertilidade tubária. Foi demonstrada uma relação dose-resposta e uma reversibilidade quando se deixa de fumar. Este risco também foi sugerido para o tabagismo passivo (35). Na reprodução medicamente assistida (PMA), o tabagismo materno está significativamente associado a uma redução da recolha de oócitos e, possivelmente, da taxa de implantação. Os efeitos são ainda mais acentuados quando o parceiro é fumador.

O tabagismo está também significativamente associado a um aumento da idade da menopausa (2 anos em média). Este fenómeno é tanto mais acentuado quanto maior for o número de cigarros fumados e durante mais tempo. Mas é parcialmente reversível. A fertilidade das filhas expostas in utero aos hábitos tabágicos da mãe é também reduzida de forma estatisticamente significativa.

As hipóteses fisiopatológicas avançadas para explicar a redução da fertilidade feminina relacionada com o tabaco são :

- A ação endócrina da nicotina é antiestrogénica, com um efeito particular no muco cervical;
- Os derivados do tabaco têm um efeito tóxico direto sobre o ovário;
- Alterações da função ciliar das trompas de Falópio (35).

1.6.2. Gravidez ectópica

O tabagismo está estatisticamente associado a um risco acrescido de PE (cerca de 35% dos PE são atribuíveis ao tabagismo). Foi encontrada uma relação dose-resposta e uma reversibilidade parcial.

Estudos experimentais em animais e in vitro sugerem um mecanismo fisiopatológico plausível:

- Diminuição do batimento ciliar ;
- Deficiência da contratilidade tubária ;
- Adesão deficiente do oócito ao pino tubário (35).

1.6.3. Abortos espontâneos

Vários estudos mostraram um aumento estatisticamente significativo do risco de aborto espontâneo tanto em fumadores activos como passivos (35).

1.7. Efeito do tabaco no produto da conceção e no decurso da gravidez

1.7.1. O tabaco e as malformações

O tabaco não tem um efeito teratogénico significativo, uma vez que não aumenta a frequência global de malformações, que é de 2 a 3% na espécie humana.

Por outro lado, fumar durante a organogénese (1° trimestre) aumenta a ocorrência de certas malformações específicas. É de notar que a maior parte destas anomalias são raras na população em geral e que o aumento do risco associado ao tabagismo pouco contribui para aumentar o seu número em termos absolutos. Além disso, os estudos não tiveram em conta outros factores de risco de malformações (álcool, co-dependências, estado nutricional).

- Fendas faciais
- Cranioestenose
- Outras malformações: anomalias do fecho do tubo neural, malformações cardíacas e hipospádias (35).

1.7.2. Hematoma retroplacentário

Oito estudos mostraram uma relação estatisticamente significativa entre o tabagismo e a ocorrência de hematoma retroplacentário (HPR), com 25% dos

HPRs ligados ao tabagismo. Quanto mais elevado for o nível sérico de carboxihemoglobina (HbCO), maior é o risco de HPR, e maior é o risco com a idade e a paridade.

A ocorrência de HRP relacionada com o tabagismo é explicada pelo efeito vasoconstritor dos produtos do tabaco (incluindo a nicotina) e pelo aumento da fragilidade capilar (35).

1.7.3. Placenta pouco inserida

O risco de uma placenta baixa é multiplicado por 2 se a mulher grávida fumar. Foi demonstrada uma relação dose-resposta num único estudo (35).

1.7.4. Prematuridade

Esta prematuridade deve-se em grande parte à ocorrência mais frequente de acidentes obstétricos (PRH, placenta baixa com hemorragia ou rotura prematura das membranas). A proporção de prematuridade devida à hipertensão materna parece ser menor nas fumadoras. A cessação do tabagismo antes da conceção ou durante o primeiro trimestre reduz o risco na gravidez atual e nas gravidezes subsequentes (20).

1.7.5. Rutura prematura das membranas

Fumar durante a gravidez está associado a uma duplicação do risco de rutura prematura das membranas, especialmente no caso de partos muito prematuros. Não foi demonstrada uma relação dose-resposta. O mecanismo sugerido é uma estimulação da PGE2, que provoca contracções uterinas, e um aumento da vaginose bacteriana nas grávidas fumadoras (35).

1.7.6. Retardo de crescimento intrauterino

Fumar durante a gravidez é um fator de risco comprovado para o atraso de crescimento intrauterino (RCIU). O défice de peso médio é de 200 gramas. Trata-se de um RCIU harmonioso (peso, altura e perímetro cefálico abaixo do percentil 10), com maior ênfase na massa muscular.

O mecanismo fisiopatológico do RCIU ligado ao tabagismo é provavelmente multifatorial, resultando em particular de: hipoxia crónica; vasoconstrição uterina e umbilical; toxicidade do cádmio; subnutrição das grávidas fumadoras (35).

1.7.7. Desenvolvimento do cérebro

A redução do perímetro cefálico ao nascimento está associada de forma estatisticamente significativa ao tabagismo materno, com uma relação dose-resposta. Esta redução suscita receios de um desenvolvimento cerebral pré-natal inadequado, nomeadamente quando a redução é igual ou superior a 15-20 mm. Para além dos efeitos da hipoxia, a toxicidade bioquímica direta da nicotina sobre o desenvolvimento do cérebro fetal foi relatada em vários estudos com animais (35).

1.7.8. Morte fetal no útero

O tabagismo materno está associado a um excesso de mortes fetais durante o 3º trimestre. Estas mortes in utero não estão apenas ligadas ao RCIU ou a complicações placentárias; a estimulação permanente dos receptores de nicotina no cérebro, envolvidos no controlo da respiração e do sono, por um lado, e a cardiomiopatia, por outro, podem expor o feto ao risco de morte súbita in utero (35).

1.7.9. Bem-estar fetal

O tabagismo materno tem um impacto no bem-estar geral do feto durante a gravidez, uma vez que conduz a :

- hipóxia crónica: a hipóxia crónica é um fator-chave de alteração do bem-estar fetal. Resulta da interação de vários factores: formação de HbCO sob o efeito do CO; vasoconstrição uteroplacentária induzida pelos picos de nicotina e/ou pelas substâncias oxidantes do fumo do cigarro; anomalias placentárias (HRP, placenta de baixa inserção); repercussões cardiovasculares fetais da nicotina;
- repercussões cardiovasculares: a resposta imediata à inalação materna de fumo de cigarro é um aumento da frequência e do débito cardíacos e uma vasoconstrição;

- repercussões respiratórias: o ritmo dos movimentos respiratórios do feto é alterado após a inalação do fumo do cigarro. O tabagismo perturba o crescimento dos pulmões, provoca uma hiperreactividade brônquica e um aumento da permeabilidade celular aos antigénios, com um aumento dos níveis de IgE no sangue do cordão umbilical;
- uma redução dos movimentos fetais: a exposição crónica ao tabaco no útero é acompanhada de uma redução global dos movimentos fetais (35).

CAPÍTULO II

MATERIAIS E MÉTODOS

2.1. Tipo e período de estudo

Trata-se de um estudo transversal e analítico realizado durante um período compreendido entre 03 de maio e 29 de setembro de 2023.

2.2. Enquadramento do estudo

2.2.1. Escolha da moldura

O estudo foi realizado nas Clínicas Universitárias de Kinshasa e no Centre Hospitalier Mère et Enfants de Ngaba.

2.2.2. Descrição

O CUK está situado no Campus da Universidade de Kinshasa (UNIKIN), na colina de Mont-Amba, na comuna de Lemba. Este hospital universitário foi criado em 1957 para prestar cuidados de saúde à população, ensinar medicina e ciências paramédicas e efetuar investigação médica. O CUK está sob a tripla tutela dos Ministérios do Ensino Superior e Universitário, da Saúde e da Investigação. Tem uma capacidade de 565 camas e dispõe de competências em todos os domínios e especialidades médicas disponíveis na RDC.

O CHME/Ngaba é um hospital geral de referência em Ngaba, situado na comuna de Ngaba, na avenida KIANZA N°58, no bairro de MOKULUA. O hospital abriu as suas portas em 1991 e tem continuado a desenvolver e a diversificar as suas capacidades médicas, prestando cada vez mais cuidados a uma população cada vez mais empobrecida. Está também muito ativo na investigação em matéria de saúde pública (SIDA, anemia falciforme, malária) e na formação de profissionais de saúde.

2.3. Amostragem

2.3.1. Doentes

A amostra foi exaustiva e incluiu 536 animais prenhes, que foram selecionados com base nos critérios abaixo indicados.

2.3.2. Critérios de seleção

Todas as mulheres grávidas que frequentaram as unidades de saúde acima referidas durante o período do estudo foram incluídas após a obtenção do consentimento informado. Foram selecionadas a partir do ficheiro ativo.
As mulheres grávidas que não deram o seu consentimento não foram incluídas.

2.4. Recolha de dados

2.4.1. Ferramenta de recolha de dados

A recolha de dados foi efectuada através de um formulário pré-estabelecido, apresentado em anexo. O formulário continha três secções: caraterísticas gerais, antecedentes ginecológicos e obstétricos, factores de risco cardiovascular e estilo de vida.

2.4.2. Técnica de recolha de dados

Os dados foram recolhidos através de uma entrevista estruturada. A primeira fase consistiu em explicar o objetivo do estudo às grávidas e, na segunda fase, foi pedido às participantes que preenchessem o questionário pré-estabelecido.

2.5. Variáveis de interesse

2.5.1. Caraterísticas gerais

- Idade ;
- Profissão ;
- Endereço do domicílio (distrito) ;
- Nível de ensino ;
- Província de origem ;

- Religião.

2.5.2. Caraterísticas ginecológicas e obstétricas

- Gestão

- Paridade

- Aborto

2.5.3. Caraterísticas relacionadas com o consumo de tabaco

- Tabagismo: foi definido como o consumo de tabaco pelas próprias grávidas (tabagismo ativo) ou por outros membros do agregado familiar (tabagismo passivo).
- Frequência do consumo de tabaco ;
- Tipo de tabaco ;
- Período da gravidez durante o qual a mulher está exposta ao tabaco ;
- Motivo para fumar ;
- Sensibilização para os riscos ;
- Aceitação ou não da abstinência em fumadoras grávidas.

2.6. Processamento e análise de dados

Os dados recolhidos foram verificados antes de serem compilados e analisados num computador da marca HP, utilizando o software SPSS versão 26.0. O processamento de texto e a elaboração de tabelas e gráficos foram efectuados com recurso ao Microsoft WORD e EXCEL versão 2016.

As variáveis categóricas são apresentadas como frequência e proporção, e as variáveis quantitativas contínuas como média, desvio padrão e extremos. Os nossos resultados estão resumidos nos quadros e figuras.

O teste exato de Fischer foi utilizado para comparar proporções e a regressão logística foi utilizada para procurar factores associados. O limiar de significância foi fixado num valor de $p < 0,05$.

2.7. Considerações éticas

Os dados foram recolhidos de forma confidencial e tratados de forma anónima. Todos os participantes deram o seu consentimento informado antes da entrevista. Obtivemos uma carta de autorização dos Diretores Médicos da CUK e do CHME/Ngaba antes de recolher os dados. Não houve conflitos de interesse neste estudo.

CAPÍTULO III

RESULTADOS

3.1. Epidemiologia descritiva

3.1.1. Frequência do consumo de tabaco

A Figura 1 mostra a frequência do tabagismo entre as mulheres grávidas submetidas a CPN nas duas unidades de saúde. Verifica-se que 74,4% das grávidas eram fumadoras.

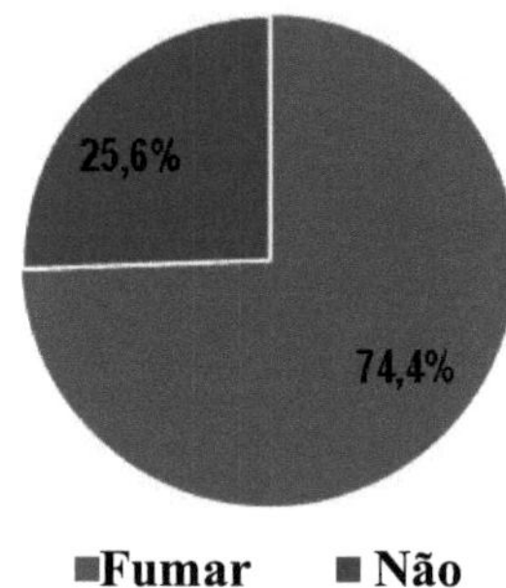

Figura 1: Frequência do tabagismo entre as mulheres grávidas seguidas em ANC

3.1.2. Tipo de fumo

A figura abaixo define as categorias de tabagismo, mostrando que o tabagismo passivo representa 83,7% das mulheres grávidas.

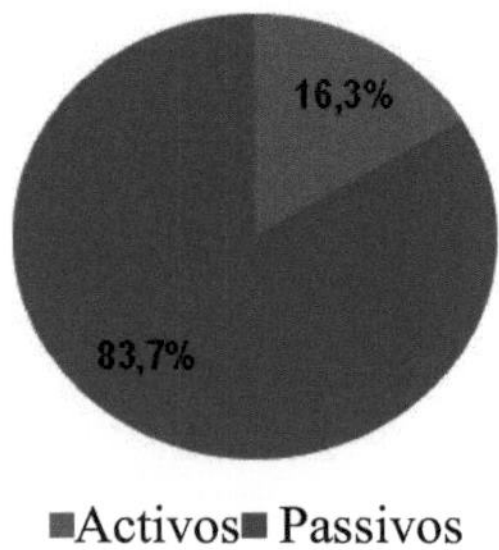

Figura 2: Repartição das mulheres grávidas por estado de tabagismo

3.1.3. Caraterísticas gerais das mulheres grávidas

O quadro I resume as caraterísticas gerais dos animais prenhes.

As mulheres grávidas que frequentam o CHME, as mulheres grávidas que vivem no distrito de Mont Amba, as mulheres casadas, as donas de casa e as mulheres grávidas com o ensino secundário estavam mais expostas ao tabagismo do que as outras. Esta diferença foi estatisticamente significativa. Não houve relação estatisticamente significativa entre idade e religião em relação ao tabagismo.

Tabela I: Distribuição das pacientes de acordo com as caraterísticas gerais das gestantes

Variável População Fumadores p

	n=536	Sim (n=399)	Não (n=137)	
FOSA CUK	221(41,2)	138(34,6)	83(60,6)	<0,001*
CHME Ngaba	315(58,8)	261(65,4)	54(39,4)	
Idade < 18 anos de idade	10(1,9)	10(2,5)	0(00)	0,172
18 - 34 anos	387(72,2)	287(71,9)	100(73)	
≥ 35 anos de idade	139(25,9)	102(25,6)	37(27)	
Local de residência Monte Amba	335(62,5)	257(64,4)	78(56,9)	0,021*
Lukunga	98(18,3)	62(15,5)	36(26,3)	
Funa	89(16,6)	70(17,5)	19(13,9)	
Tshangu	14(2,6)	10(2,5)	4(2,9)	
Estado civil Individual	129(24,1)	108(27,1)	21(15,3)	0,008*
Casado	406(75,7)	290(72,7)	116(84,7)	
Divorciado	1(0,2)	1(0,2)	0	
Profissão Empregado	171(31,9)	110(27,6)	61(44,5)	<0,001*
Empregada doméstica	241(45)	200(50,1)	41(29,9)	
Liberal	94(17,5)	66(16,5)	28(20,4)	
Desempregado	30(5,6)	23(5,8)	7(5,1)	
Nível de educação Primário	10(1,9)	9(2,3)	1(0,7)	0,001*

Secundário	285(53,2)	230(57,6)	55(40,1)	
Universidade	233(43,5)	154(38,6)	79(57,7)	
Profissional	2(0,4)	1(0,3)	1(0,7)	
Religião Igreja do avivamento	218(40,7)	158(39,6)	60(43,8)	0,271
Católico	193(36)	146(36,6)	47(34,3)	
Protestante	84(15,7)	59(14,8)	25(18,2)	
Kimbanguista	28(5,2)	24(6)	4(2,9)	
Islão	13(2,4)	12(3)	1(0,6)	

3.1.4. Origem da província

O quadro II mostra as províncias de origem das mulheres grávidas entrevistadas. Assim, a maioria das grávidas que participaram no nosso estudo eram do Kongo central (16%). Não se verificou uma associação significativa entre a província e o consumo de tabaco (p=0,327).

Quadro II: Repartição dos doentes por província de origem

Província	Todos		Fumar	
	n=536	Sim (n=399)		Não (n=137)
Bas Uele	4(0,7)	3(0,8)		1(0,7)
Equador	39(7,3)	32(8,1)		7(5,1)
Alto Katanga	10(1,9)	8(2,0)		2(1,5)
Alto Lomami	2(0,4)	2(0,5)		0(0,0)
Alto Uele	4(0,7)	2(0,5)		2(1,5)
Ituri	7(1,3)	6(1,6)		1(0,7)
Kasai Central	33(6,2)	25(6,3)		8(5,8)
Kasai Oriental	70(13,1)	47(11,8)		23(16,8)
Kongo Central	86(16,0)	64(16,0)		22(16,1)
Kwango	30(5,6)	23(5,8)		7(5,1)
Kwilu	82(15,3)	63(15,8)		19(13,9)
Lomami	17(3,2)	12(3,0)		5(3,6)
Lualaba	9(1,7)	7(1,8)		2(1,5)
Maindombe	22(4,1)	14(3,5)		8(5,8)
Maniema	12(2,2)	9(2,3)		3(2,2)
Mongala	23(4,3)	17(4,3)		6(4,4)
Kivu do Norte	17(3,2)	12(3,1)		5(3,7)
Ubangi do Norte	3(0,6)	1(0,3)		2(1,5)
Sankuru	23(4,3)	19(4,8)		4(2,9)

Kivu do Sul	10(1,9)	7(1,8)		3(2,2)
Ubangi do Sul	6(1,1)	4(1,0)		2(1,5)
Tanganica	11(2,1)	8(2,0)		3(2,2)
Tshopo	5(0,9)	5(1,3)		0(00)
Tshuapa	9(1,7)	7(1,8)		2(1,5)
Camarões	2(0,4)	2(0,5)		0(00)

3.1.5. Clínica

3.1.5.1. História ginecológica e obstétrica

As Tabelas IIIa, IIIb e IIIc resumem as caraterísticas ginecológicas e obstétricas das pacientes. A partir das Tabelas IIIa e IIIb, pode verificar-se que os antecedentes ginecológico-obstétricos estavam significativamente associados ao tabagismo.

Tabela IIIa. Antecedentes gineco-obstétricos

Variável População Fumadores p

	n=536	Sim n=399	Não n=137	
Paridade 0	150(28)	113(28,3)	37(27)	0,257
1	126(25,5)	100(25,1)	26(19)	
≥ 2	260(48,5)	186(46,6)	74(54)	
Gestão 1	155(28,9)	119(29,8)	36(26,3)	0,447
≥ 2	381(71,1)	280(70,2)	101(73,7)	
Aborto Sim	197(36,8)	150(37,6)	47(34,3)	0,439
Não	339(63,2)	249(62,4)	90(65,7)	
História da cesariana Sim	88(16,4)	72(18)	16(11,7)	0,271
Não	448(83,6)	327(82)	121(88,3)	
HISTÓRIA DE ABORTO ESPONTÂNEO Sim	6(1,1)	5(1,3)	1(0,7)	0,520
Não	530(98,9)	394(98,7)	136(99,3)	
Gravidez (SA) < 28	359(67,1)	269(67,4)	90(65,7)	0,258
28 - 36	144(26,9)	110(27,6)	34(24,8)	
≥ 37	32(6)	20(5)	13(9,5)	

Tabela IIIb. Antecedentes gineco-obstétricos

Variável	População	Fumar		p
	n=536	Sim	Não	
Pré-eclâmpsia atual Sim	4(0,7)	3(0,8)	1(0,7)	0,842
Não	532(99,3)	396(99,2)	136(99,3)	
História de pré-eclâmpsia Sim	25(4,7)	19(4,8)	6(4,4)	0,938
Não	511(95,3)	380(95,2)	131(95,6)	
Placenta prévia Sim	7(1,3)	6(1,5)	1(0,7)	0,866
Não	529(98,7)	393(98,5)	136(99,3)	
Parto prematuro Sim	4(0,7)	2(0,5)	2(1,5)	0,458
Não	532(99,3)	397(99,5)	135(98,5)	
RPM Sim	8(1,5)	7(1,8)	1(0,7)	0,906
Não	528(98,5)	392(98,2)	136(99,3)	
MAR Sim	155(28,9)	119(29,8)	36(26,3)	0,803
Não	381(71,1)	280(70,2)	101(73,7)	
RCIU Sim	3(0,6)	3(0,8)	0(0,0)	0,820
Não	533(99,4)	396(99,2)	137(100)	

A Tabela IIIc mostra que 197 gestantes tiveram pelo menos um aborto prévio, sendo 71% deles espontâneos. A maioria das grávidas tinha tido menos de três cesarianas; 83% eram hipertensas há menos de cinco anos e 40% tinham tido dois episódios de pré-eclampsia. A história de EP, placenta prévia, parto prematuro e RPM foi encontrada em 6, 7, 4 e 8 grávidas, respetivamente.

Tabela IIIc. História gineco-obstétrica

Variável	População	%
Tipo de aborto Espontâneo	n=197 139	 70,6
Provocado	58	29,4
Número de cesarianas < 3	n=88 80	 90,9
≥ 3	8	9,1
Duração da hipertensão < 5 anos	n=18 15	 83,3
≥ 5 anos	3	16,7
Número de casos de pré-eclâmpsia A	n=25 15	 60
Dois	10	40
Variável	População	Proporção
Número de PE A	n=6 4	 4/6
Dois	2	2/6
Número de Placenta prévia < 2	n=7 6	 6/7
≥ 2	1	1/7
Número de partos prematuros A	n=4 4	 4/4
RPM A	n=8 8	 8/8

3.2. Caraterísticas relacionadas com o consumo de tabaco

A incidência de tabagismo ativo foi de 16,3%.

3.2.1. Tipo de tabaco

O quadro seguinte mostra os tipos de tabaco utilizados pelas mulheres grávidas. O tabaco em pó foi o tipo de tabaco mais utilizado, consumido isoladamente em 55% dos casos, com cigarros em 10,8% e com narguilé em 7,7%.

Quadro IV. Tipo de tabaco

Tipo de tabaco	n=65	%
Em pó	48	73,8
Apenas	36	55,4
Cigarro	7	10,8
Narguilé	5	7,7
Cigarro	17	26,2
Apenas	14	21,5
Narguilé	3	4,6

3.2.2. Hábitos de consumo de álcool e tabaco

A tabela abaixo mostra as caraterísticas de acordo com o consumo de álcool e tabaco. A maioria das 162 grávidas que consumiam álcool eram fumadoras; verificámos que as grávidas fumadoras também consumiam habitualmente álcool.

Quadro V. Consumo de álcool e tabaco

Variável	População	Fumar		p
	n=536	Sim n=399	Não n=137	
Álcool Sim	162(30,2)	143(35,8)	19(13,9)	<0,001
Não	374(67,8)	256(64,2)	118(86,1)	

3.2.2.1. Duração do consumo de álcool

A figura abaixo mostra a duração do consumo de álcool. Verifica-se que a maioria das mulheres grávidas consome álcool há menos de 5 anos.

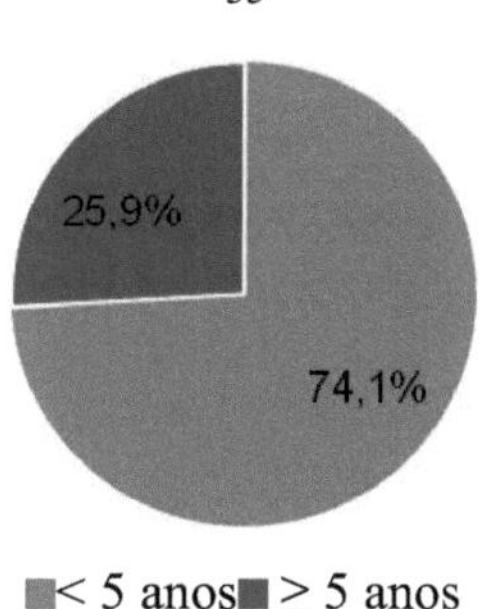

Figura 3. Duração do consumo de álcool

3.2.2.2. Duração do consumo de tabaco

O quadro seguinte mostra a duração do consumo de tabaco pelas grávidas. Pode verificar-se que a duração do consumo de tabaco se situa entre 3 e 5 anos, sendo que 49,2% das grávidas fumadoras são fumadoras activas.

Quadro VI. Duração do tabagismo atual

Duração do consumo de tabaco	n=65	%
< 1 ano	7	10,8
1 - 3 anos	21	32,3
3 - 5 anos	32	49,2
> 5 anos	5	7,7

3.2.2.3. Frequência diária de consumo de tabaco

O quadro VII mostra a frequência diária de consumo de tabaco

Cerca de cinco em cada 10 mulheres grávidas fumavam mais de três vezes por dia.

Tabela VII. Frequência diária de consumo de tabaco

Daily smoking frequency	n=65	%
< 3	20	30,8
3	11	16,9
> 3	32	49,2
Imprecise	2	3,1

Riscos associados ao tabagismo

O quadro seguinte mostra os conhecimentos das mulheres grávidas sobre os riscos associados ao tabagismo A maioria das fumadoras desconhecia os riscos associados ao tabagismo em comparação com as outras. Esta diferença é significativa.

Quadro VIII. Consciência dos riscos relacionados com o tabagismo

Variável	População	Fumar	p
	n=536	Sim n=399 Não n=137	
Conhecimento Sim	67(12,5)	40(10) 27(19,7)	<0,004
Não	469(87,5)	359(9 110(80,3)	

A tabela abaixo mostra os riscos do tabagismo citados pelas gestantes. O aborto e a primiparidade foram os riscos mais conhecidos do tabagismo em 90,8% e 35%, respetivamente.

Quadro IX. Riscos do tabagismo

Risco de fumar	n	%
Aborto	59	90,8
Prematuridade	23	35,4
RCIU	7	10,8
Pré-eclâmpsia	1	1,5

3.2.2.4. Atitude em relação à cessação tabágica

A Figura 3 mostra a taxa de cessação do tabagismo entre as fumadoras grávidas. A maioria das fumadoras era a favor da cessação.

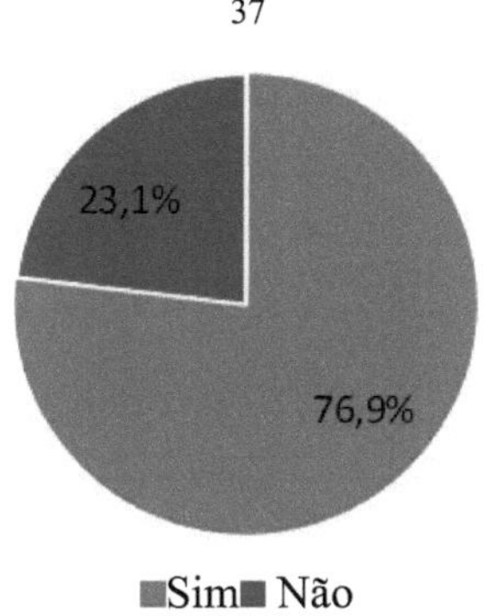

Figura 4: Cessação do tabagismo

3.3. Epidemiologia analítica

3.3.1. Factores associados ao tabagismo

Os factores associados ao tabagismo foram a solteirice, o ensino secundário, o desconhecimento dos riscos do tabagismo e o não consumo de álcool. Os três primeiros factores aumentam significativamente a probabilidade de fumar, enquanto não beber álcool é um fator de proteção contra o tabagismo, como mostra o quadro seguinte.

Quadro X: Factores associados ao consumo de tabaco

Variável	p	OU	IC (95%)
Distrito de residência Monte amba	0,648	1,3	(0,402 - 4,319)
Lukunga	0,553	0,7	0,201 - 2,357
Funa	0,548	1,5	(0,416 - 5,224)
Tshangu	1	1	
Estado civil Individual	0,006*	2,1	(1,230 - 3,442)
Divorciado	-	-	-
Casado	1	1	
Profissão Empregado	0,192	0,5	(0,223 - 1,353)
Liberal	0,495	0,7	(0,276 - 1,863)
Empregada doméstica	0,395	1,5	(0,597 - 3,690)
Desempregado	1	1	
Nível de educação Primário	0,150	4,6	(0,575 - 37,093)
Secundário	<0,001*	2,1	(1,438 - 3,201)
Profissional	0,603	1,5	(0,304 - 7,801)
Universidade	1	1	
Álcool Não	<0,001*	0,3	(0,168 - 0,480)
Sim	1	1	
Conhecimento dos riscos associados ao tabaco			
Não	0,004*	2,2	(1,293 - 3,753)
Sim	1	1	

CAPÍTULO IV

DISCUSSÃO

4.1. Frequência do consumo de tabaco

A prevalência do tabagismo entre as mulheres grávidas continua a ser um motivo de preocupação. Apesar dos riscos durante este período precioso, muitas mulheres grávidas continuam a fumar (36). A nível mundial, a prevalência do tabagismo ativo entre as mulheres grávidas foi estimada em 25% em 2009 (37). O nosso estudo encontrou uma frequência de 74,4%, o que é muito elevado em comparação com o relatado nos territórios norte-americanos, com uma frequência de 59,3% (38). A nossa prevalência de tabagismo ativo está próxima das encontradas, respetivamente, nos EUA em 2010 e no Canadá em 2013, com 10,7% e 23,3% (39). Encontrámos uma frequência muito elevada de tabagismo passivo em comparação com a encontrada entre julho de 2003 e junho de 2004 em França, onde 55% das mulheres grávidas estavam expostas ao tabagismo passivo (40). A mesma constatação foi feita em 4 regiões de Espanha em 2013 (41).Proteger as mulheres grávidas da exposição secundária deve ser uma estratégia fundamental de saúde materna e infantil (40).

4.2. Caraterísticas gerais

4.2.1. Idade

A idade média no nosso estudo foi de 29,8 anos; a mesma idade foi encontrada em França em 2010 por Maïté BRU (42). No nosso estudo, o grupo etário dos 18-34 anos representou a maioria das grávidas fumadoras, provavelmente à semelhança do que foi encontrado no estudo acima referido (42). Na verdade, não é o facto de se estar nesta faixa etária que obriga as grávidas a serem fumadoras, mas sim o facto de a maioria da nossa amostra se encontrar nesta faixa etária e de ser também o período em que a fertilidade é mais elevada. A mulher mais jovem do nosso estudo tinha 12 anos de idade, razão pela qual é tão importante proteger as mulheres grávidas e os produtos que utilizam para conceber os seus bebés.

4.2.2. Estado civil

As mulheres casadas constituíam a maioria das fumadoras, e a mesma observação foi feita em França em 2010 (42). No nosso estudo, as mulheres grávidas solteiras que abusavam do tabaco eram muito consideráveis porque eram influenciadas pelo ambiente que as rodeava.

4.2.3. Profissão

No nosso estudo, verificámos que a maioria das mulheres grávidas eram donas de casa; esta ocupação difere da relatada em Limoge, em 2022, onde a maioria das grávidas fumadoras estava empregada (43).
O nosso estudo mostra que não existe uma relação estatisticamente significativa entre o tabagismo e a profissão. Embora a maioria fosse dona de casa, este facto pode ser explicado pela situação de precariedade que reina no nosso meio, com o desemprego a atingir um nível sem precedentes na nossa sociedade, onde quase toda a população vive com menos de um dólar americano por dia.

4.2.4. Nível de educação

No nosso estudo verificámos que a maioria das grávidas tinha o ensino secundário. Isto pode ser explicado pelo facto de, na região do estudo, as condições financeiras da população continuarem a ser pobres.

4.2.5. Origem da província

A província do Kongo Central foi a mais representada. Isto pode ser explicado pelo facto de a população que vive nas proximidades do local de estudo ser originária da província do Kongo Central.

4.3. Antecedentes ginecológicos e obstétricos

A multiparidade foi o estado gineco-obstétrico predominante no nosso estudo, o que é diferente do que foi encontrado em Limoge em 2022, onde estavam envolvidas mais mulheres primíparas (43); Na RDC, a dimensão média dos agregados familiares é de 9 pessoas e a maioria dos agregados familiares vive em pátios comuns, o que expõe mais as mulheres grávidas ao tabagismo passivo.

4.4. Hábitos tabágicos

4.4.1. Sensibilização para os riscos

Entre os riscos conhecidos, o aborto e a prematuridade foram os mais frequentemente citados; em França, em 2014, os problemas respiratórios e o atraso de crescimento foram os mais frequentemente referidos (44). Quanto mais as mulheres grávidas conheciam os riscos do tabaco, menos fumavam e mais deixavam de fumar por receio de prejudicar o feto.

4.4.2. Motivação dos consumidores

A maioria das grávidas entrevistadas no nosso estudo referiu como razões para fumar o prazer, a libertação de preocupações e o tratamento da sinusite. A literatura salienta o mau hábito que as mulheres têm de utilizar tabaco em pó por via intra-vaginal para aumentar a energia libidinal. Diz-se que esta substância é um "milagre" porque pode "mandar o teu homem para o 7.°céu".

4.4.3. Tipos de tabaco utilizados

Os valores relativos à prevalência do consumo de substâncias durante a gravidez são desconhecidos em França e estão provavelmente subestimados no resto do mundo, uma vez que os estudos utilizaram geralmente questionários em vez de testes (45).

Os produtos do tabaco mais utilizados em França em 2014 foram os cigarros electrónicos (vapoteuse), o snus, a chicha (46)

No nosso estudo, verificámos que o tabaco em pó era consumido sozinho ou em combinação com cigarros e/ou narguilé.

Na nossa sociedade atual, há um fenómeno que está a bater o recorde: o consumo de chicha, que é muito mais tóxico do que o cigarro (47).

4.4.4. Factores associados ao tabagismo

Os factores relatados na literatura são a solteirice, a idade materna inferior a 20 anos e o desemprego (48). No nosso estudo, para além da solteirice, ignorámos também os riscos associados ao tabagismo e ao ensino secundário. Em França, em 2020, foi referido que a idade materna superior a 34 anos era um fator de proteção contra o tabagismo (48); enquanto no nosso estudo, a ausência de consumo de álcool foi um fator de proteção.

4.4.5. Atitude face à retirada

Em França, a ausência de cessação do tabagismo durante a gravidez está associada a um baixo estatuto socioeconómico (48). Esta constatação pode ser explicada pelo baixo nível socioeconómico, uma vez que a cessação exige meios para adquirir determinados substitutos. De acordo com uma meta-análise realizada em França em 2020, 76,2% das grávidas fumadoras aceitaram a cessação (48); este valor é semelhante ao encontrado no nosso estudo, em que 76,9% das grávidas fumadoras aceitaram a cessação.

A dependência do tabaco é uma doença grave e crónica. Mesmo depois de deixar de fumar, as fumadoras nunca estarão a salvo de uma recaída, sobretudo depois do parto, do regresso a casa ou de uma licença pós-natal. O tratamento desta dependência está no centro dos cuidados pré-natais das futuras mães e pais. A mobilização das parteiras e de outros profissionais perinatais pode contribuir para um melhor controlo do tabagismo.

CONCLUSÃO

O objetivo do nosso estudo foi avaliar o tabagismo entre as mulheres grávidas que recebem cuidados pré-natais no CUK e no CME/Ngaba. O estudo revelou que 74,4% das mulheres grávidas da nossa amostra fumaram durante a gravidez, sendo 83,7% fumadoras passivas; o nosso estudo mostra que 35,8% das mulheres que fumaram também consumiram álcool. Os factores associados ao tabagismo foram a solteirice, o ensino secundário, a falta de sensibilização para os riscos do tabagismo e o não consumo de álcool, enquanto o não consumo de álcool foi um fator de proteção contra o tabagismo. A gravidez é um período fundamental para adotar os melhores hábitos de vida, nomeadamente deixar de fumar, e as estratégias de dissuasão são uma mais-valia na luta contra este flagelo.

RECOMENDAÇÕES

❖ **Ministério da Saúde (RDC) :**

- Instruir todos os fabricantes de produtos do tabaco a afixarem um pictograma nas embalagens dos produtos do tabaco;
- Organizar campanhas de sensibilização exaustivas nas zonas de saúde com a ajuda de agentes comunitários, que estão muito próximos da comunidade;
- Melhorar as mensagens anti-tabaco de modo a que não sejam uma condenação, mas sim uma ajuda às mulheres grávidas.

❖ **Profissionais de saúde:**

- Sensibilizar as mulheres grávidas para os perigos do tabagismo ativo e passivo durante os CPN;
- Ajudar as mulheres grávidas com práticas a aplicar em caso de exposição secundária ou terciária ao fumo do tabaco

❖ **Mulheres grávidas**:

- Siga e ponha em prática os conselhos recebidos do pessoal de saúde sobre como levar uma vida feliz.
- exposição secundária e terciária ao fumo do tabaco

❖ **Família e amigos :**

- deixar de fumar, porque o fumo passivo e o fumo em terceira mão são prejudiciais para a sua saúde e, em particular, para a saúde da mulher grávida.
- Proteger as mulheres grávidas de todos os produtos.

REFERÊNCIAS

1. Enciclopédia médica Quillet, "Tabagisme" [arquivo], em Analyse et traitement informatique de la langue française, 1965.

2. Tabac : la consommation repart à la hausse" [arquivo], em Le Figaro, 19 de outubro de 2010 (acesso em 29 de maio de 2017)

3. Fumar e saúde" [arquivo], em Gouvernement du Québec (consultado em 29 de maio de 2017)

4. "A imagem social do tabaco", em inpes.sante.fr, 27 de abril de 2012 (versão de 6 de novembro de 2013 no Internet Archive).

5. Global Burden of disease [base de dados].washington, DC: instituto de Saúde. Métricas, 2019 IHME

6. Departamento de Saúde e Serviços Humanos dos Estados Unidos. The Health Consequences of Smoking (As consequências do tabagismo para a saúde): Cancro. A Report of the Surgeon General (Relatório do Cirurgião Geral). Departamento de Saúde e Serviços Humanos dos Estados Unidos, Serviço de Saúde Pública, Gabinete de Tabagismo e Saúde. Publicação DHHS nº (PHS) 82-50179, 1982.

7. O tabagismo (ativo ou passivo) em relação à fertilidade, à reprodução medicamente assistida e à gravidez J. Berthiller*, A.-J. Sasco/ J Gynecol Obstet Biol Reprod 2005; 34: 3S47-3S54.

8. Braillon A. Violência durante a gravidez. E o tabaco? Ata Obstet Gynecol Scand 2009: 17.

9. Consequências do consumo de tabaco, cocaína e canábis durante a gravidez na própria gravidez, no recém-nascido e no desenvolvimento da criança : Uma análise S. Lamy , X. Laqueille, F. Thibaut 2015

10. Estados Unidos. Serviço de Saúde Pública. Gabinete do Cirurgião Geral. Rockville, MD: Departamento de Saúde e Serviços Humanos dos EUA, Serviço de Saúde Pública, Gabinete do Cirurgião Geral; 2001. Women and Smoking: A

Report of the Surgeon General.

11. Cornelius MD. Gravidez na adolescência e as complicações do uso de substâncias no pré-natal . Fisioterapia e Terapia Ocupacional em Pediatria 1996;16(1- 2):111-23.

12. Euro-peristat. Relatório Europeu sobre a Saúde Perinatal 2008. (em linha) disponível em http://www.europeristat.com/bm.doc/european-perinatalhealth-report.pdf consultado em 26 de abril de 2023

13. Organização Mundial de Saúde. (2021). Relatório global da OMS sobre as tendências na prevalência do consumo de tabaco 2000-2025 (4ª ed). Organização Mundial da Saúde (online) disponível em https://www.who.int/publications/i/item/9789240039322 acedido em 04 de junho de 2023

14. GSTHR. (2022). Tabagismo, vaping, HTP, NRT e snus no Lesoto. Estado Global da Redução de Danos do Tabaco. (em linha) disponível em https://gsthr.org/countries/profile/lso/1/ consultado em 15 de novembro de 2023

15. Ministério do Planeamento e Acompanhamento da Implementação da Revolução da Modernidade, Ministério da Saúde Pública e ICF International. Inquérito demográfico e de saúde na República Democrática do Congo 2013-2014. 2014. https://dhsprogram.com/methodology/survey/survey-display-421.cfm

16. C. FARBIER. Histoire du tabac et ses persécutions ; Librairie moderne 19, Boulevard de sebastopol, Rive gauche Gustave Havard, Éditeur 1861/Paris.

17. Rose-Marie Bouboutou, "Cinq choses à savoir sur le tabac en Afrique" (em linha) disponível em https://www.bbc.com/afrique/48472738 consultado em 09 de janeiro de 2023

18. P. AArvers,G. Matherna , Dautzenberg. Les anciens et nouveaux produits du tabac/Old and new tobacco products. Jornal de pneumologia clínica 2018

19. Pechacek TF, Folsom AR, de Gaudermaris R, Jacobs Jr DR, et al. Smoke exposure in pipe and cigar smokers serum thiocyanate measures. JAMA 1985 ;254 :3330 - 2.

20. Observatório francês da droga e da toxicodependência. Barómetro saúde tabágica. Saint Maurice: Santé Publique France; 2017 (em linha) disponível em http://www.ofdt.fr/pdf/586 consultado em 20 de abril de 2023

21. Koszowski B, Rosenberry ZR, Viray LC, Potts JL, Pickworth WB. Faça seus próprios cigarros: exposição a tóxicos, topografia do fumo e efeitos subjetivos. Cancer Epidemiol Biomarkers Prev 2014 ; 23 :1793 - 803

22. Darrall KG, Figgins JA. Roll-your-own smoke yields: theoretical and practical aspects. Tob Control 1998 ;7 : 168 - 75.

23. Appel BR, Guirguis G, Kim IS, Garbin O, Fracchia M, Flessel CP, et al. Benzeno, benzo(a)pireno e chumbo no fumo de produtos do tabaco que não os cigarros. Am J Public Health 1990; 80: 560 - 4.

24. Shahab L, West R, McNeill A. A comparison of exposure to carcinogens among roll-your-own and factory-made cigarette smokers. Addict Biol 2009; 14:315 - 20

25. Tabac Info Service. Tabagismo passivo (em linha) disponível em http://www.tabac-info-service.fr consultado em 17 de maio de 2023

26. Dautzenberg B. Relatório do grupo de trabalho da DGS. Tabagismo passivo. 2001. (em linha) disponível em http://www.ladocumentationfrancaise.fr/var/storage/rapportspublics/014000432.pdf

27. Hukkanen, J., Pleyton, J. e Benowitz, N.L. (2005). Metabolismo e cinética de disposição da nicotina. Pharmacological Reviews, 57(1), 79-115

28. Wall, M.A., Johnson, J., Jacon, P. e Benowitz, N.L. (1988). Cotinine in the serum, saliva, and urine of nonsmokers, passive smokers, and active smokers. American Journal of Public Health, 78,699-701.

29. Murphy, S.E., Link, C.A., Jensen, J., Le, C., Puumala, S.S., Hecht, S.S., Carmella, S.G., Losey, L. e Hatsukami, D.K. (2004). A comparison of urinary biomarkers of tobacco and carcinogen exposure in smokers. Cancer Epidemiology, Biomarkers and Prevention, 13(10), 1617-23.

30. Brown, K., von Weymarn, L. e Murphy, S. (2005). Identificação da N-

(hidroximetil) norcotinina como um dos principais produtos do metabolismo da cotinina catalisado pelo citocromo P450 2A6, mas não pelo citocromo P450 2A13. Chemical Research in Toxicology, 18(12), 1792-98.

31. Etzel, R.A. (1990). A review of the use of saliva cotinine as a marker of tobacco smoke exposure. Preventive Medicine, 19(2), 190-7.

32. Florek, E., Piekoszewski, W. e Wrzosek, J. (2003). Relação entre o nível e o tempo de exposição ao fumo do tabaco e a concentração de nicotina e cotinina na urina. Polish Journal of Pharmacology, 55, 97-102.

33. Nakajima, M., Yamamoto, T., Nunoya, K., Yokoi, T., Nagashima, K., Inoue, K., Funae, Y., Shimada, N., Kamataki, T. e Kuroiwa, Y. (1996). Role of human cytochrome P4502A6 in C-oxidation of nicotine. Drug Metabolism and Disposition. 24(11), 1212-17.

34. Wong, S.L., Shields, M., Leatherdale, S., Malaison, E., & Hammond, D. (2012). Assessing the validity self-reported smoking status. Health Reports, Statistics Canada, 23(1), 1-8.

35. Conferência de Consenso sobre a Gravidez e o Tabaco 7 e 8 de outubro de 2004 Lille (Grand Palais) TEXTO DAS RECOMENDAÇÕES (em linha) disponível em http://www.has-santé.fr consultado em 20 de maio de 2023

36. Greaves, L., Cormier, R., Devries, K., Bottorff, J., Johnson, J., Kirkland, S., Aboussafy, D. Smoking Cessation and Pregnancy. A review of smoking cessation best practices for girls and women during pregnancy and the postpartum period Vancouver British Columbia Centre of Excellence for Women's Health. 2003

37. Cornelius MD Day NL. Developmental consequences of prenatal tobacco exposure (Consequências para o desenvolvimento da exposição pré-natal ao tabaco). Curr Opin Neurol. 2009 ; 22(2) :121 - 5.

38. Yang C Shooshtari S Oubliez EL Clara I Cheung K. Smoking during pregnancy: findings from the 2009-2010 Canadian Community Health Survey. PloS One. 2014 ; 9(1) : E84640.

39. Tong, VT, Dietz, PM Morrow, B et al. Trends in smoking before, during,

and after pregnancy (Tendências do tabagismo antes, durante e depois da gravidez): Sistema de Vigilância da Avaliação de Riscos na Gravidez, Estados Unidos, 40 sítios, 2000-2010. 2013. (online) disponível em http://www.cdc.gov/mmwr/preview/mmwrhtml/ss6206a1 acedido em 30 de abril 2023

40. Chazeron I de, Llorca P-M, Ughetto S, Coudore F, Boussiron D, Perriot J, et al. Occult maternal exposure to environmental tobacco smoke exposure. Tob Control. 2007 Feb 1;16(1):64 -5

41. Aurrekoetxea JJ, Murcia M, Rebagliato M, Fernández-Somoano A, Castilla AM, Guxens M, López MJ, Lertxundi A, Espada M, Tardón A, Ballester F, Santa-Marina L. Factores associados à exposição ao fumo passivo em mulheres grávidas não fumadoras em Espanha: exposição auto-relatada e níveis de cotinina urinária. Sci Total Environ. 2014 Feb 1;470-1.

42. Maïté BRU. Rastreio e consequências obstétricas do envenenamento por monóxido de carbono na sala de partos/ université Claude BERNARD LYON I /UFR de Médecine maieutique LYON sud Charles Mérieux /promoção 2010-2014 página 31

43. Conchita GOMEZ-DELCROIX. O fumo do tabaco e o impacto do cádmio e do monóxido de carbono no desenvolvimento feto-placentário/ Universidade de Limoges ED 615 - Ciências Biológicas e da Saúde (SBS) IPPRIT-UMR INSERM - CHU 1248/ 22 de setembro de 2022

44. Agnès Dumas. TABACO, GRAVIDEZ E ALEITAMENTO: UMA EXPOSIÇÃO, CONHECIMENTO E PERCEPÇÕES DE RISCOS/ Centre de recherche en épidémiologie et santé des populations (CESP), Inserm U1018, Villejuif, França 2 Cermes3, UMR 8/ 2014.

45. S. Lamy, X. Laqueille, F. Thibaut Consequências do consumo de tabaco, cocaína e canábis durante a gravidez na própria gravidez, no recém-nascido e no desenvolvimento da criança. DOI: 10.1016/j.encep.2014.08.012. EPUB 2014 outubro 28

46. GRANGE et al. Rapport d'experts et recommandations CNGOF-SFT sur la prise en charge du tabagisme en cours de grossesse -texte court ; Gynécologie Obstétrique Fertilité & Sénologie ; 2020, (7) : 539-45.

47. Brian A. Primack, MD, Mary V, Carroll RN, Patricia M, Weiss, MLISc Alan L. et al. Revisão sistemática e meta-análise dos tóxicos inalados pelo fumo de cachimbo de água e de cigarros / Relatórios de Saúde Pública / janeiro-fevereiro 2016 / Volume 131

48. V. Dochez, C. Diguisto. Epidemiologia e factores de risco do consumo de tabaco durante a gravidez (excluindo co-dependências) ; Gynécologie Obstétrique Fertilité & Sénologie. 2020 (48) : 546-50.

APÊNDICE

I. IDENTIFICAÇÃO DO INQUIRIDO

N°	Variável	Modalidade	Código
Q1	Nome postname e nome próprio	....	
Q2	Telefone	....	
Q3	Data de recrutamento	....	
Q4	Endereço	....	
Q5	Origem da província		
Q6	Estrutura sanitária		
Q7	Zona sanitária		

II.PARÂMETROS DEMOGRÁFICOS

N°	Variável	Modalidade	Código
Q8	Idade	... anos	
Q9	Género	1=M 2=F	
Q10	Estado civil	1= solteiro 2= casado 3= divorciado 4= viúvo	
Q11	Profissão	1= desempregado 2= funcionário da empresa 3=Empresário 4=Militar 5=Médico 6=Advogado 7=Engenheiro 8=Doméstico 9=Outro	
Q12	Nível de estudos	1= nunca frequentou a escola 2= primário 3= secundário 4= profissional 5= universidade 6= Outros	
Q13	Confissão religiosa	1= Católico 2= Protestante 3=Kimbanguista 4=Muçulmano 5= Igreja de reavivamento 6= Outra	

III. História de O.G. e factores de risco cardiovascular

N°	Variável	Modalidade	Código
Q14	Paridade		
Q15	Gestão		
Q16	Abortos	1 = Sim2 = Não Se sim, espontâneo ou induzido Se sim, número de abortos: Quando:.................	
Q17	Cesariana	1= sim 2= não Em caso afirmativo, quantas cesarianas ...	
Q18	Noção de PE	1= sim 2= não Em caso afirmativo, quantos EPs:...... Quando:	
Q19	Idade da gravidez		
Q20	Idade do último filho		
	Peso do último filho		
Q21	HTA (anos)	1= sim 2= não Em caso afirmativo, duração da HAH......anos.........meses	
Q22	Pré-eclâmpsia atual	1= sim 2= não	
Q23	Atcds da pré-eclâmpsia	1 = Sim2= não Se sim, quantos ...	
Q24	HRP	1 = Sim2= não Se sim, quantos ...	
Q25	Placenta prévia	1 = Sim2= não Se sim, quantos ...	
Q26	Parto prematuro	1 = Sim2= não Se sim, quantos ...	
Q27	RPM	1 = Sim2= não Se sim, quantos ...	
Q28	Malformação neonatal	1= sim 2= não Em caso afirmativo, qual e quantas vezes	
Q29	RCIU	1 = Sim2= não Se sim, quantas vezes	
Q30	Bebe álcool?	1=Sim 2=Não Em caso afirmativo, desde quando? .... Em caso afirmativo, passar à Q 42	
Q31	Porquê beber cerveja?	....	

IV. Estilo de vida

N°	Variável	Modalidade	Código
Q32	Sabe o que é o tabaco?	1=Sim 2=Não.	
Q33	Fuma?	1=Sim 2=Não. Em caso afirmativo, ir para 34-38	
Q34	Que tipo de tabaco		
Q35	Quantas vezes por dia		
Q36	Quantidade por dia		
Q37	Desde quando?		
Q38	Porque é que fuma?		
Q39	Conhece os riscos de fumar?	1= sim 2= não Em caso afirmativo, quais:........	
Q40	O seu parceiro fuma?	1= sim 2= não Em caso afirmativo, desde quando ...... Em caso afirmativo, passar à Q 41	
Q41	Quanto por dia		
Q42	Conhece alguém que consome tabaco?	1= sim 2= não Em caso afirmativo, passar à Q 43	
Q43	Quanto por dia		
Q44	Pode deixar de fumar?	1=Sim 2= não Se sim De certeza? Ou durante a gravidez?	

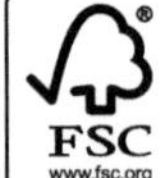

MIX
Papier aus verantwortungsvollen Quellen
Paper from responsible sources
FSC® C105338

Printed by Books on Demand GmbH, Norderstedt / Germany